QUELQUES REMARQUES

THÉORIQUES ET PRATIQUES

SUR LA FIÈVRE TYPHOÏDE,

Par le docteur **P. V RENOUARD.**

Jusqu'ici je n'avais eu que mon propre témoignage à invoquer en faveur du traitement de la fièvre typhoïde par le tartrate d'antimoine et de potasse à doses rasoriennes. Aussi n'ai-je pas été surpris de la froideur avec laquelle mes idées à ce sujet furent reçues d'abord dans le monde médical Elles étaient trop en opposition avec les théories régnantes pour être acceptées immédiatement (1).

Deux ans s'étaient écoulés depuis la publication de mon premier mémoire, et personne n'avait encore osé faire l'essai de la médication que j'avais recommandée, en m'appuyant sur vingt succès, sans mélange d'aucun revers. Quant à moi, j'en avais obtenu de trop bons effets pour l'abandonner ; je continuai donc d'en faire usage, et dix-sept nouveaux typhoïques traités selon la même méthode, dans cet espace de deux ans, me fournirent quinze guérisons contre deux insuccès.

D'autre part, les cas nombreux de typhus observés par les médecins militaires, durant la guerre d'Orient, avaient modifié les idées de beaucoup d'entre eux sur la nature de cette maladie, si voisine de la fièvre typhoïde ; et dans la discussion qui s'éleva, à ce sujet, au sein de l'Académie impériale de médecine de Constantinople, des opinions assez analogues à la mienne sur divers points furent émises, — ainsi que je l'ai consigné dans mon second mémoire (2).

---

(1) Voyez la *Revue médicale*, cahier du 15 août 1855.
(2) *Revue médicale*, 15 Aout 1857.

1859

Cette fois, ma parole n'est pas tombée entièrement dans le vide: 1° plusieurs de mes confrères y ont eu confiance et ne s'en sont pas mal trouvés, comme on le verra par leurs observations que je rapporte ; 2° M. le docteur Allein Barbasse mentionne la médication par les antimoniaux, *selon ma pratique*, dans sa thèse inaugurale, soutenue le 9 juillet 1858, devant la Faculté de Paris ; 3° Dans plusieurs sociétés médicales de Paris, il a été rendu un compte plus ou moins favorable de mon mémoire ; 4° Enfin, au moment de livrer mon manuscrit à l'imprimeur, je lis dans le dernier numéro de la *Revue médicale*, un article intitulé : Traitement de la fièvre typhoïde, proposé par M. le docteur Launoy, d'Avesnes, d'où j'extrais le passage suivant:

« La fièvre, chez la plupart des malades, dont l'état est devenu grave, a des redoublements pénibles qu'on ne tente pas de combattre par le kina; le lait suffirait sans doute ; mais on donne en même temps avec succès le sel de Sedlitz, principalement lorsque la langue est sèche et la liberté des selles nulle. *Quand il y a relâchement, et que l'estomac n'est pas douloureux, on emploie avec avantage, contre ces redoublements, les antimoniaux à doses non vomitives et répétées.*

« L'émétique et ses congénères s'administrent contre l'oppression, la toux et l'exaltation fébrile seules ; dès qu'elles ont cessé, il faut renoncer au médicament, qui paraît sans valeur contre l'état typhoïde lui-même (1).

Je suivrai dans ce troisième Mémoire le même ordre que dans les précédents, afin qu'on puisse mieux saisir la progression des idées et des faits.

Anatomie pathologique,

Recherche des causes de mort.

Parmi les auteurs qui se sont le plus occupés des lésions anatomiques de la fièvre typhoïde, aucun n'a eu pour but

______

(1) *Revue Médicale,* 15 octobre 1858, p. 409.

la recherche des causes de mort ; tous ont porté leurs vue plus haut. Ils ont voulu remonter jusqu'aux causes de la maladie, et ont émis à ce sujet des théories plus ou moins spécieuses, dont aucune ne fournit une explication satisfaisante des phénomènes observés pendant la vie ; si bien que la plupart des médecins s'accordent à regarder cette cause ou ces causes comme encore inconnues, peut-être comme inaccessibles à notre pénétration.

Mais, à défaut de cette lumière, n'y a-t-il pas quelque utilité à connaître les causes de mort, à savoir de quelle manière, la vie s'éteint dans telle et telle maladie ? Bichat avait senti l'importance de cet ordre de recherches, et il en a donné lui-même un bel exemple. Son esprit généralisateur était arrivé à cette conclusion : « Il est plus commun dans les diverses affections morbides, soit chroniques, soit aiguës, que la poitrine s'embarrasse et que la mort commence par le poumon plutôt que par le cœur ou le cerveau. » (1) Gerdy aussi recommande l'étude des causes de mort dans sa Pathologie générale, chapitre neuvième.

Cette étude est surtout d'une importance capitale dans la fièvre typhoïde, où la lésion, que l'on considère comme la plus commune, la plus caractéristique, l'*ulcération des glandes de Peyer,* ne saurait être une cause directe de mort, que dans les cas très rares, très exceptionnels de perforation de l'intestin. On ne peut donc communément, ainsi que je le disais dans mon premier Mémoire, expliquer la terminaison fatale de cette maladie, qu'à l'aide de troubles fonctionnels ou d'altérations anatomiques d'autres organes plus immédiatement nécessaires à la vie. On conçoit dès lors combien il importe au praticien d'être renseigné sur ces derniers désordres, qui, secondaires peut-être dans la succession des phénomènes, deviennent néanmoins des causes habituelles de mort. Il lui importe essentiellement de savoir de quelle manière, à quelle époque et à quel degré de fré-

---

(1) *Recherc. physiologiques sur la vie et sur la mort,* 2me partie art V.

quence ils se produisent, afin d'en prévenir ou d'en arrêter le développement.

N'étant pas moi-même placé sur un théâtre favorable à cet ordre de recherches, j'ai tâché de tirer parti des autopsies pratiquées par d'autres, et en analysant les descriptions nécropsiques des auteurs les plus recommandables, je suis arrivé à cette conclusion, insérée dans mon premier Mémoire : « L'engouement des principaux viscères est une cause fréquente de mort, dans la première et la deuxième période de la fièvre typhoïde. »

Passant ensuite à l'examen des phénomènes observés pendant la vie, je rappelais la remarque faite par Laënnec et confirmée par d'autres observateurs, particulièrement par M. le docteur Woillez, que l'invasion des maladies fébriles est toujours accompagnée d'un certain degré de congestion pulmonaire (1).

D'où j'induisais que *l'indication la plus générale et la plus pressante, durant les deux premiers septenaires de la fièvre typhoïde, consiste à prévenir ou à dissoudre l'hyperémie, la congestion des organes parenchymateux, accompagnement inévitable et souvent mortel de cette période.*

Depuis, il ne s'est rien produit de nouveau qui soit de nature à modifier notre opinion à cet égard. Tout ce qui a été publié tend au contraire à la confirmer, principalement les recherches anatomo-pathologiques de M. le docteur Mœring, dont j'ai donné un résumé dans mon second Mémoire.

---

(1) Voyez le Mémoire lu par ce dernier à la Société générale des hôpitaux, le 28 décembre 1853.

Ce phénomène est facile à expliquer : En effet, nous savons, par la théorie de la progression des liquides dans les tubes fermés, et par l'observation directe, que le cours du sang est considérablement ralenti, durant le passage de ce fluide dans le système capillaire qui sépare les artères des veines. Or, lorsque les mouvements du cœur sont précipités par la fièvre, le sang arrive plus vite dans le système capillaire, où, ne trouvant pas un écoulement accéléré en proportion, il s'accumule et produit des engouemens plus ou moins rapides, selon la disposition des organes. Je ne puis qu'indiquer ici cette importante théorie ; mais j'espère avoir l'occasion d'y revenir, et d'en montrer les conséquences pratiques.

Thérapeutique.

L'indication étant posée, il reste à trouver le meilleur moyen de la remplir. Or, il semble, au premier abord, que le moyen le plus rationnel de dissiper l'hypérémie ou congestion sanguine, consiste à tirer du sang. Cependant l'expérience clinique, arbitre suprême en fait de thérapeutique, n'a pas sanctionné ce moyen comme méthode générale de traitement.

Les purgatifs répétés comptent un bien plus grand nombre de partisans : mais ceux qui les emploient n'ont pas en vue de dissiper l'hypérémie ; ils se proposent plutôt de débarrasser le canal digestif d'une bile acrimonieuse ou d'autres impuretés qu'ils regardent comme la cause essentielle de la maladie. Quelque hasardée que soit cette théorie, du moment que l'épreuve clinique a prononcé en faveur de la médication purgative, c'est là un motif suffisant pour lui accorder la préférence.

De même, si l'émétique, administré selon les règles que j'ai tracées, donne des résultats plus avantageux encore, nous devrons le préférer, en dehors de toute conception théorique.

Voici donc les règles que j'ai établies dans mon premier mémoire pour l'administration du tartre stibié dans la fièvre typhoïde :

« 1° *Prodrome et invasions.* — Durant cette période, qui manque rarement, et qui peut embrasser un espace de sept à dix jours, la maladie n'étant pas encore suffisamment caractérisée, je m'en tiens à la médecine expectante, si aucun symptôme grave ne réclame des soins particuliers : quelques boissons délayantes, avec ou sans l'adjonction d'un léger laxatif, constituent alors la médication de cette période. Mais, s'il existe quelque symptôme grave, tel qu'une violente céphalalgie, une pneumonie ou une bronchite capillaire, etc., je traite ce symptôme ou épiphénomène, selon les règles ordinaires de l'art, par les évacuations sanguines, les révulsifs, etc. Toutefois, si, par une raison quelconque, j'ai lieu de soupçonner l'imminence d'une fièvre typhoïde, je suis très ménager du sang des malades, en prévision de la longueur habituelle de cette affection et de la prostration qui l'accompagne inévitablement.

« 2° *Maladie confirmée* : — Quels que soient les symptômes dominants, quelle que soit la forme de la maladie, dès que j'ai la conviction d'avoir affaire à la fièvre typhoïde, j'ai recours à la médication suivante, pour un sujet adulte :

Potion.

R. Eau distillée . . . .   100 gram.
Tartrate d'antimoine et de potasse.   15 à 20 cent.
Sirop diacode . . . .   de 10 à 20 gram.
Sirop de fleurs d'oranger . . . .   de 20 à 10 gram.

Prendre une cuillerée à soupe d'heure en heure, en s'abstenant de toute autre boisson, pendant les quatre ou cinq premières heures ; afin d'éviter le vomissement et de laisser passer une petite quantité de sel dans les intestins.

« 3° Quand la potion a été tolérée assez bien pendant les première heures, je permets de donner au malade, pour calmer sa soif, une boisson agréable et fraîche, telle que la limonade tartrique ou citrique, la décoction de chiendent édulcorée avec un sirop acidule, ou une infusion pectorale gommée, selon l'indication.

« 4° La potion produit un bon effet, lorsqu'elle ne provoque ni vomissements, ni garde-robes, ainsi que lorsqu'elle provoque seulement quelques vomituritions ou quelques selles.

Au contraire, si les vomissements sont réitérés et accompagnés de beaucoup d'efforts, ou les selles très-copieuses et suivies d'une grande débilitation, je recommande de suspendre la potion jusqu'à la visite suivante ou d'en éloigner considérablement les prises.

« 5° Quel que soit le résultat obtenu par la première potion, il est rare que je n'en prescrive pas une seconde, soit immédiatement, soit après un repos d'un à trois jours, en distançant les doses de manière à ne produire que peu ou point d'évacuations.

« 6° Souvent deux potions suffisent ; quelquefois je pousse jusqu'à la troisième ; très rarement enfin, j'ai été obligé d'y revenir après une suspension de quelques jours. Il est vrai que j'évite, autant que possible, de saturer mes malades de sel antimonial, craignant, à tort ou à raison, l'effet toxique et dépressif de cette substance.

La céphalalgie est le symptôme qui disparaît ordinairement le premier. Il n'a presque jamais résisté à la première potion.

« 7° Je permets de bonne heure quelques cuillerées de bouillon de poulet ou de bœuf, sans attendre que la fièvre ait disparu. Car, je sais que la maladie a, quoi qu'on fasse, une longue durée, qu'elle éteint promptement les forces, et qu'il importe de les soutenir ou de les relever pour donner à la cause morbide le temps d'épuiser son activité.

C'est aussi dans ce but que je prescris volontiers, durant la période de prostration, les préparations de quinquina, qui rendent souvent alors des services signalés.

« 8° Je ne crois pas que le tartre stibié soit dans cette circonstance un remède spécifique, ou pour mieux parler, synthétique, c'est-à-dire un remède qui, s'attaquant au principe de la maladie, à sa cause essentielle, en prévienne ou en arrête toutes les manifestations, tous les effets. Non ! Je présume que la médication stibiée satisfait simplement à une indication des plus importantes : celle de prévenir ou de dissoudre les congestions viscérales qui constituent un des plus grands dangers de la fièvre typhoïde. En arrachant le malade à ce premier péril, on donne le temps aux autres lésions moins promptement funestes, telles que celles de l'intestin, d'arriver à la guérison qui est leur tendance naturelle.

Quant aux autres indications qui se présentent dans cours de cette longue maladie, je les remplis par les moyens usuels ; je n'ai rien de particulier à en dire. »

Objections. — On m'a accusé d'avoir proposé le sel d'antimoine comme un spécifique de la fièvre typhoïde. — Je défie qu'on puisse dire plus positivement le contraire que je ne l'ai fait dans le paragraphe 8 ci-dessus.

On m'a reproché également de n'avoir établi aucune contre-indication. — J'en vois cependant une bien nette au quatrième paragraphe.

En voici maintenant une seconde : si le ventre est ballonné et très sensible à la pression, il convient de s'abstenir ou d'être au moins fort circonspect dans l'administration du tartre stibié.

Clinique.

Parmi les observations qu'on va lire, il y en a qui paraîtront sans doute incomplètes. Néanmoins je les ai conservées; parce qu'elles émanent d'observateurs dignes de foi sous tous les rapports, et qu'elles ajoutent ainsi un nouveau témoignage à celui des observations plus détaillées.

Le premier qui a essayé de la médication stibiée, selon ma pratique, est M. le docteur Huet-Desprès, médecin des jeunesdétenus. Voici ce qu'il m'a écrit à cette occasion :

« Ne soyez pas surpris de la timidité avec laquelle j'ai abordé le traitement de la maladie par une médication énergique, nouvelle. J'ai craint, malgré les encouragements pusés dans vos observations, j'ai craint l'action de l'émétique, à dose assez élevée, sur les organes mêmes où se passent les principales altérations anatomiques; sur le canal intestinal où nous ne laissons pas que de rencontrer des ulcérations, des perforations.

Ire *Observation :* — « Le premier des deux cas a eu lieu dans mon service médical des jeunes détenus, sur un jeune homme de 14 ans. La maladie a été bénigne pendant toute a durée de son cours. Les symptômes prédominants étaient ceux-ci : faiblesse extrême, étourdissements, épistaxis, envies de vomir, immobilité du corps dans le décubitus dorsal, coloration violacée des joues, chaleur augmentée de la peau,

90 à 95 pulsations, subdelirium de temps en temps, ventre modérément météorisé, sans gargouillement, un peu de diarrhée, langue brune, sèche, pulvérulence notable à l'ouverture des narines.—Une potion stibiée à 10 centigrammes seulement a déterminé deux vomissements de matière bilieuse, et le lendemain 3 ou 4 selles de couleur foncée, d'une fétidité particulière. L'affection a marché rapidement vers la guérison. La potion émétisée a été la seule médication notable dans le cours du traitement.

II⸱ *Observation :* — Le deuxième cas de fièvre typhoïde s'est passé dans ma pratique particulière. La maladie s'est élevée chez mademoiselle H. B., âgée de 16 ans, à un très haut degré d'intensité; les désordres fonctionnels ont prédominé dans les viscères abdominaux et cérébraux. Les poumons n'ont été que légèrement engorgés. Météorisme considérable avec une vive sensibilité de cette partie, douleur vive, aiguë, permanente dans l'hypocondre gauche, chaleur sèche de la peau ; constipation, constriction douloureuse vers la gorge, sensation douloureuse, permanente d'un corps étranger retenu dans le pharynx ; céphalalgie prédominant dans les parties supérieures et postérieures de la tête ; délire presque constant le jour et la nuit, lenteur des réponses, surdité, prononciation difficile ; embarrassée, souvent inintelligible, elle poursuit inflexiblement pendant la veille les objets, les sujets de ses rêves ; le visage est pâle, le regard hébété ; la langue est brune, sèche ; les lèvres et les gencives sont enduites de croûtes fuligineuses, décubitus dorsal ; les mains sont tremblantes et peuvent à peine retenir la tasse dans laquelle elle boit ; point de sudamina, point de taches typhoïques sur la peau ; deux époques menstruelles ont manqué; le pouls a varié entre 100 et 120 pulsations; il a été généralement petit et serré. — Les boissons délayantes, les fomentations émollientes abdominales, des demi-lavements, et quelques injections vaginales avec des infusions aromatiques ; l'eau de Sedlitz, quelques potions quiniques avaient fait les frais du traitement général, lorsque je me déterminai à recourir à la médication stibiée : une première potion à 10 centigrammes de sel détermina des vomissements assez abondants, sans effet rapidement remarquable ni sur la céphalalgie, ni sur le météorisme douloureux du ventre. Mais ce qui me parut résulter certainement de la médication nouvelle, ce fut le repos, le calme qui succédèrent à l'agitation, aux plaintes, aux gémissements sourds. Après quatre jours d'intervalle, je prescrivis une seconde potion à 10 centig., qui fit vomir plusieurs fois et procura d'abondantes évacuations alvines. Ce fut alors que mes inquiétudes commencèrent à se dissiper.

Quoique j'aie nourri la jeune malade de bonne heure, le retour des forces a été lent, les facultés intellectuelles, auparavant si développées, semblaient être retournées en arrière : Héloïse passait des journées entières à s'amuser de ses joujoux de petite-fille. Tous ses cheveux sont tombés ; il y a eu une desquamation générale. Aujourd'hui, après trois mois de maladie et de convalescence, tout est réparé.

Cette seconde observation m'a fait faire un grand pas vers l'adoption de la médication stibiée dans le traitement de la fièvre typhoïde ; moins timide à l'avenir, je me propose d'aborder résolument la potion à 15 centigrammes, comme vous le conseillez, cher confrère. M'en trouverai-je mieux encore ? Je l'espère avec vous. »

Voici maintenant comment s'exprime M. le docteur Lombard (Moïse-Léandre), à qui je dois les cinq observations suivantes :

« Cher et très honoré confrère, après avoir lu les divers mémoires, que vous avez publiés sur l'emploi de l'émétique à dose rasorienne dans la fièvre typhoïde, j'ai constaté les résultats avantageux qu'on peut tirer de cette médication. Je me fais un plaisir de vous transmettre quelques notes recueillies à la hâte sur ce sujet.

IIIe *Observation.* — Louise P..., 17 ans, constitution vigoureuse, réglée à 16 ans, ayant jusqu'alors habité la Belgique, où elle est née, fut amenée à Paris, dans les premiers jours de septembre 1857. Dès son arrivée, elle ressentit une lassitude qu'on attribua à la fatigue du voyage. Il survint des douleurs sus-orbitaires, de l'anorexie, un état d'hébétude avec un sentiment d'ivresse, qui allèrent en augmentant jusqu'au 18 septembre, jour où je vis cette personne pour la première fois, voici dans quel état je la trouvai :

18 Septembre. La malade se plaint de céphalalgie, de brisure des membres, d'étourdissements ; de douleurs abdominales, qu'on augmente par la pression, surtout vers la fosse iliaque droite. Langue et gencives recouvertes d'un enduit saburral ; pouls dépressible, sans fréquence ; face colorée aux pommettes.

8. Sangsues à l'anus, boissons délayantes, 1/2 lavement au lait miellé.

19. Pas d'amélioration, épistaxis légère. — Mêmes tisanes, 50 grammes de sulfate de magnésie, cataplasmes sur l'abdomen.

20. Evacuations copieuses : aggravation générale.—Boissons délayantes.

21. Langue brunâtre, sèche, gencives de même ; taches lenticulaires, brunâtres, disséminées sur la poitrine. — Potion gommeuse 125 grammes ; tartre stibié, 0,15 ; à prendre d'heure en heure.

22. Deux vomissements au début, garde-robes pendant la nuit ; pétéchies plus nombreuses ; les autres symptômes un peu améliorés. — Deuxième potion, comme ci-dessus.

23. Pas de vomissements, 3 selles. L'amendement est sensible ; le visage porte un air de contentement ; le météorisme avec tension a fait place à la souplesse ; la pression vers la fosse iliaque ne détermine plus de douleur, mais du gargouillement qui n'existait pas les jours précédents ; demi-potion à prendre par cuillerées toutes les trois heures, bouillon coupé.

24. L'amélioration se confirme : les pétéchies sont effacées

à peu près ; la malade demande des aliments—boissons délayantes ; potages légers.

A partir du 25, la convalescence se déclare ; le 27, la malade se lève ; et le 30, on l'envoie à la campagne achever son
rétablissement.

IVe *Observation.* —Louise Daniel, âgée de 13 ans et demi,
non réglée, était malade depuis neuf jours, quand je la vis
pour la première fois. On l'avait purgée, dès le deuxième
jour, avec l'eau de Sedlitz. Je la trouvai dans l'état suivant :

27 Octobre 1857. — Face rouge, yeux injectés, douleur
de tête continue ; langue rouge, léger mal de gorge ; ventre
sensible à la pression vers la fosse iliaque, borborygmes,
diarrhée ; prostration, pouls dur et fréquent. — 4 sangsues
à l'anus, boissons délayantes.

28. Apparition de taches rosées à la poitrine ; épistaxis
légère ; le reste comme hier, potion avec 15 centig., de tartre stibié, eau de cerises, cataplasmes.

10 Heures du soir, vomissement aux deux premières cuillerées seulement.

L'enfant, qui ne dormait pas depuis plusieurs jours, est
tombé dans un sommeil si paisible que le père, effrayé de
cette immobilité, me fait appeler à cette heure tardive. A
mon arrivée, je réveille la jeune fille sans difficulté ; elle n'ac-
cuse qu'un peu de mal de tête, et dit qu'elle se sent mieux.
Je rassure le père et j'ordonne de continuer la potion.

29. Plusieurs selles bilieuses ; nuit bonne ; la douleur de
tête est dissipée ; les taches rosées sont plus abondamment
répandues sur la poitrine et sur le ventre ; la langue est sèche ; mais on me fait observer que l'enfant a dormi la bouche
ouverte. — Potion stibiée dont on donnera une cuillerée de
trois en trois heures ; lait coupé dans l'intervalle.

31. La potion est finie ; tous les symptômes sont améliorés, à l'exception du pouls qui est fréquent et élevé. On me
dit que la fièvre revient tous les matins vers les onze heures
et disparaît vers huit heures du soir. Or, les jours précédents

j'avais fait ma visite de grand matin, et j'avais trouvé le pouls normal. Aujourd'hui je suis venu après midi, et je le trouve accéléré. — Vu la périodicité, je suspends la potion stibiée, et je fais la prescription suivante :

R: Eau acidulée. . . . . 350 grammes
      Kina calisaya. . . . . 10 grammes

Réduisez par l'ébullition à 250 grammes, et ajoutez :

Tannate de quinine 5 décigrammes; sirop de tolu 40 grammes.

Prendre la moitié de cette potion en quatre fois avant l'accès, à deux heures de distance.

Le lendemain 1ᵉʳ novembre, on donna l'autre moitié; et le 9, notre malade était en convalescence confirmée.

Vᵉ *Observation*. — Le sujet de cette observation est un enfant de sept ans, débile, livré à l'habitude de l'onanisme. Chez lui, la maladie a été excessivement grave ; il est arrivé à un état de prostration tel qu'il ne pouvait boire qu'à la cuiller. Le délire de la nuit a persisté plusieurs fois durant le jour. Le ventre a été ballonné et sensible.

La stupeur, le délire, la tension de l'abdomen cédèrent par l'usage de la potion stibiée ; mais il restait une diarrhée incoercible, et une prostration effrayante qui furent amendées très rapidement par l'emploi de la décoction quinique. Trois jours après la première dose, les accidents cessèrent, et la convalence fut nettement dessinée.

VIᵉ *Observation*. — Cette observation, qui avait pour sujet une jeune personne de 14 ans et demi, n'a rien présenté de particulier ; sinon que, du 15ᵉ au 20ᵉ jour, un abcès critique s'est formé à la grande lèvre du côté gauche. Cette malade a guéri par les mêmes moyens que les précédents.

VIIᵉ *Observation*. — Le malade était un homme de 45 ans, placé dans une habitation malsaine. Vu au 15ᵉ jour de la maladie, il présentait des pétéchies sur la poitrine ; il avait des épistaxis et des vomissements qui se réitérèrent à plusieurs reprises. — Cela ne m'empêcha pas de donner la potion stibiée d'abord, et la décoction quinique ensuite. Le résultat final fut la guérison.

Je suis fâché, mon cher confrère, de vous transmettre des observations si incomplètes, si sommaires ; mais j'espère que vous m'excuserez, en songeant, d'une part, combien il est difficile de tenir des notes exactes sur les malades qu'on voit en ville ; d'autre part, que j'ai rédigé celles-ci après coup, de mémoire. C'est pourquoi je n'en prétends par garantir l'exactitude jour par jour ; mais j'en affirme la scrupuleuse sincérité dans l'ensemble. »

Tout le monde comprendra combien est légitime l'excuse alléguée par l'honorable M. Lombard. Quant à moi, je lui renouvelle ici, de même qu'à M. le docteur Huet-Desprès, mes remercîments, pour la peine qu'ils se sont donnée et l'obligeance dont ils ont fait preuve, en me transmettant leurs observations. Ils se sont montrés l'un et l'autre, j'ose le dire, sages praticiens et zélés amis du progrès.

VIIIe *Observation*. — Celle-ci est extraite de l'*Abeille médicale*, du 22 mars 1858. Elle appartient à M. le docteur Ménestrel, et ne laisse rien à désirer, ce me semble.

Fièvre typhoïde grave traitée heureusement par la potion stibiée, après un essai infructueux d'autres moyens.

Madame Barbès, âgée de 25 ans, habite Paris depuis deux ans et demi. Elle a toujours été d'une santé délicate : on l'a traitée pour la chlorose pendant deux ans, avant l'apparition des menstrues, qui eut lieu entre la dix-huitième et la dix-neuvième année. Elle est sujette aux palpitations de cœur, et s'enrhume facilement pendant l'hiver.

Il y avait trois semaines qu'elle avait perdu l'appétit, lorsqu'elle fut prise d'un mal de tête violent qui la força à se mettre au lit. Son mari lui administra d'abord 25 grammes d'huile de ricin. Quelques jours plus tard, il lui appliqua de son chef huit sangsues sur le bas-ventre. La maladie empirant toujours, je fus appelé, après une semaine d'attente.

Je vis cette femme le 19 janvier, pour la première fois. Son état n'offrait rien de bien caractérisé ; la langue était saburrale ; il n'y avait ni météorisme, ni gargouillement, ni sensibilité anormale du côté du ventre. Pouls petit et fréquent.

Prescription : Huile de ricin, 25 grammes ; limonade tartrique, cataplasmes sur le ventre.

Cette prescription, répétée de deux en deux jours, n'enraya point la marche de la maladie. Dès le 25, c'est-à dire au sixième jour depuis ma première visite, j'observai des taches lenticulaires éparses en petit nombre sur l'abdomen et le thorax ; l'adynamie avait fait des progrès ; il y avait de la surdité et un commencement d'ataxie. La malade laissait aller sous elle les urines et les fèces.

Prescription : Limonade tartrique, vin de quinquina, cataplasmes.

28 janvier. L'adynamie et l'ataxie sont arrivées à un degré alarmant : la langue, les gencives, les lèvres, sont couvertes d'un enduit brunâtre. Le ventre est plutôt rétracté que météorisé. Quoiqu'il n'y ait pas eu d'évacuation abdominale depuis qu'on a cessé l'huile de ricin, la malade lâche ses urines sans en avoir conscience. Tout son corps est agité d'un tremblement incoercible. Sa langue, qui est tremblante, ne peut franchir l'arcade dentaire. Ses mains chassent aux mouches. Les soubresauts continuels des tendons de l'avant-bras empêchent de compter les pulsations artérielles, qui sont d'ailleurs à peine perceptibles. Cris aigus et inarticulés de temps en temps.

Je fis part de cet état si grave à mon ami le docteur Renouard, et nous allâmes immédiatement visiter ensemble la malade. Mon confrère m'avoua qu'il n'avait jamais attendu si tard pour commencer l'usage de la potion stibiée qui lui a donné tant de succès. Néanmoins, comme aucune médication ne nous inspirait de la confiance en ce cas extrême, nous fîmes la prescription suivante :

Eau de tilleul.   .   .   .   .   .   100 grammes.
Tartre stibié.   .   .   .   .   .   .   15 centigr.
Sirop diacode.   .   .   .   .   .   8 grammes.
Sirop de fleurs d'oranger.   .   20   —

Donner une cuillerée à soupe d'heure en heure.

Continuer la limonade tartrique dans les intervalles de la potion.

29 janvier. Pas de vomissement ; une selle ; nuit moins mauvaise que la précédente. La malade a un peu moins crié, dit son mari. La langue et les lèvres paraissent moins sèches Je parviens à compter les pulsations artérielles, qui sont très faibles et s'élèvent de 124 à 128.

Même prescription.

30 janvier. Pas d'évacuation par haut ni par bas, si ce n'est par les voies urinaires, qui fonctionnent sans que la malade en ait conscience. Cependant l'amélioration est évidente ; elle m'étonne : l'ataxie a considérablement diminué. La langue et les lèvres sont devenues humides. Le pouls encore petit, mais qu'on peut très bien compter, donne de 112 à 116 pulsations.

Même prescription.

31 janvier. Pas d'autre évacuation que celle des urines, dont on a eu conscience après le fait accompli. L'amélioration continue : les fuliginosités ont totalement disparu. Il n'y a plus de traces d'ataxie qu'un léger frémissement des tendons. La prostration est très grande.

Potion avec 20 centigrammes de tartre stibié, à prendre en deux jours, ou de trois en trois heures.

Même limonade ; bouillon de poulet.

2 février. État stationnaire. L'adynamie paraissant désormais le phénomène dominant, j'abandonne la médication antimoniée pour la suivante :

Eau de tilleul.   .   .   .   .   .   100 grammes.
Extrait de quinquina.   .   .   .   2   —
Sirop de quinquina.   .   .   .   30   —
Eau de fleurs d'oranger.   .   .   10   —

A prendre par cuillerées, de deux en deux heures, et la réitérer quand elle sera finie.

Bouillon de poulet.

4 février. Deux potions au quinquina ont été administrées Il me semble qu'il y a du pire ; du moins le progrès vers le bien est suspendu. Quelques symptômes d'ataxie reparaissent.

Je supprime le bouillon de poulet, et je reviens à la potion stibiée primitive qu'on donnera par cuillerées, d'heure en heure. Continuer la limonade tartrique, que la malade boit avec plaisir ; un lavement émollient.

6 février. Deux potions ont été prises sans amener aucune évacuation. Un changement favorable s'est opéré. L'adynamie n'est plus aussi profonde. La malade avertit son mari quand elle a besoin d'uriner. La surdité persiste d'un côté seulement. Le pouls varie entre 100 et 108 pulsations.

Huile de ricin. . . . . . 15 grammes.

Bouillon de poulet.

8 février. Plusieurs selles ont été rendues dans le lit, parce que l'on a manqué de promptitude à passer le bassin. La malade commence à se retourner sur le côté ; elle a pris hier un peu de potage.

A partir de ce jour la maladie a décliné graduellement, sans qu'aucun accident soit venu entraver sa marche vers la guérison.

Le 17 février la convalescence était confirmée, et ne s'est pas démentie depuis.

Cette observation n'a pas besoin, ce me semble, de commentaire. Il suffit de la lire attentivement pour se convaincre que l'heureuse terminaison de la malade est bien due à la médication stibiée, quelle que soit d'ailleurs la théorie qu'on adopte pour expliquer ce résultat. J'ai été moi-même surpris du changement favorable qui s'est opéré deux fois sous l'influence de cette médication ; car j'avoue que, sans mettre en doute la sincérité des observations publiées par mon honorable ami le docteur Renouard, je partageais le scepticisme de beaucoup de nos confrères relativement à l'efficacité du traitement qu'il proclame. Toutefois, si je ne l'avais pas employé plus tôt, c'est que le traitement par les purgatifs m'avait réussi jusqu'alors. Mais ce traitement ayant échoué dans le cas actuel, je me suis empressé de recourir à une médication nouvelle.

Les deux observations suivantes ont été recueillies par par moi; mais les malades ont été vus aussi par d'autres confrères.

IXe *Observation* : — L'enfant Jouard, âgé de six ans et demi, est grand, fluet et d'une apparence délicate. Au huitième jour de la maladie, il avait déjà pris de l'huile de ricin et un vomitif, par le conseil de M. le docteur René Briau, lorsque ce dernier, se voyant dans la nécessité de s'absenter, m'adressa ce jeune malade.

Voici dans quel état je le trouvai à ma première visite, le 16 septembre 1858 : l'enfant est couché sur le dos, les yeux fermés, sans dormir; son assoupissement est continu, et quand on l'en retire pour l'interroger ou l'examiner, il pousse des cris d'impatience. Ses réponses sont justes; il se plaint de mal à la tête et au ventre. Il a eu du délire la nuit précédente, et a tenté de sortir de son lit. Langue sèche, rugueuse, couverte d'un enduit brunâtre; gencives et lèvres de même. Ventre ballonné, sensible à la pression. Pouls tumultueux, de 104 à 108, quatre ou cinq papules miliaires, rosées, s'effaçant sous le doigt, sont éparses sur la région ombilicale. — Limonade tartrique; potion avec 10 centig. de tartre stibié. 15 gram. de sirop diacode et 15 gram. de sirop de fleur d'oranger.

17 septembre au matin : — Les 3/4 de la potion ont été pris; on a vomi trois petites fois, et l'on a fait dans le lit. L'enfant a dormi paisiblement quelques heures, pour la première fois. Langue moins brune, ventre moins tendu, papules qui pâlissent; pouls moins tumultueux, de 92 à 96. — Même traitement, en éloignant la potion.

18. — On a pris 2 cuillerées seulement de la potion; il y

a eu une vomiturition et 2 selles liquides. L'assoupissement pendant le jour est moins profond, le reste comme ci-dessus. — Mêmes tisanes, pas de potion.

Nota : J'hésitais à redonner la potion stibiée, attendant d'un jour à l'autre que mon ami M. Briau vînt reprendre la direction de son malade. Par ce même motif, j'ai tenu des notes un peu moins détaillées.

19 : — Nuit agitée, somnolence continue, plaintes et cris quand on le réveille, comme au premier jour, langue sèche, pouls tumultueux à 100. — Mêmes tisanes, deuxième potion.

20 au matin. — Toute la potion a été prise ; pas de vomissement, 3 selles, langue moins sèche, ventre moins tendu, papules effacées, pouls régulier à 92.

Au soir. — Pas de potion dans la journée ; tisane émolliente, quelques cuillerées d'eau vineuse, une petite panade très-claire. — Le malade a rendu une selle où il y avait un petit caillot de sang. Il paraît moins assoupi, s'intéresse un peu à ce qui l'entoure, répond plus volontiers aux questions qu'on lui adresse. — Troisième potion, mêmes tisanes.

21 au matin. — Il n'a été pris que quatre ou cinq cuillerées de la potion, parce que l'enfant a dormi paisiblement toute la nuit, pas de vomissement ni de selle, 92 puls. — Mêmes tisanes, une cuillerée de potion de loin en loin, quelques cuillerées de bouillon, et d'eau rougie.

22. — 2 selles depuis hier, mêlées de quelques gouttes de sang, sommeil excellent, réveil complet, humeur toujours morose. Le petit malade demande à se lever et à manger, 92 p. — On ne donne plus de la potion, qui est bue aux trois quarts ; bouillon faible, boissons délayantes, un œuf frais.

23. — 2 selles molles, quoique liées et mêlées d'un peu de sang, sommeil bon. Pouls faible, à 92. — Mêmes boissons, même régime.

24. — 3 selles mêlées de quelques stries de sang, sommeil profond, appétit, retour des forces, l'enfant demande ses jouets, 84 p. — Eau rougie, potage, œuf à la coque, lavement à l'eau albumineuse.

25. — M. le docteur Briau, revenu de voyage, reprend la direction de son malade, qu'il trouve en voie de convalescence, et qui arriva leutement, sans autre médication que le régime, à une guérison parfaite.

Cette observation ne présente rien de remarquable, sinon que la potion stibiée a été le seul médicament actif, et que M. le docteur Briau, ayant suivi le malade au commencement et à la fin, a su également tout ce qui s'était passé en son absence.

Xe *Observation.* — Fièvre typhoïde compliquée d'hémoptysie, avec diathèse tuberculeuse probable.

Marie D..., âgée de 15 ans, non menstruée, à poitrine étroite, sujette à des enrouements passagers et aux épistaxis, est au neuvième jour de sa maladie. Au début, elle eu des vomissements, sans diarrhée, quelques saignements de nez, et de la céphalalgie. Elle a pris deux fois de la limonade magnésienne sur l'ordonnance de M. le docteur Audiat, qui a déclaré à sa seconde visite que la jeune Marie était atteinte de la fièvre typhoïde et que sa maladie serait longue. D'après cette déclaration, madame D... qui est veuve et peu fortunée, a eu recours à l'assistance publique : c'est alors que j'ai été appelé.

2 juillet 1858. — Première visite : — La malade est couchée sur le dos, les yeux brillants, les pommettes rouges, le nez effilé, elle répond avec justesse. Langue sèche et brune, lèvres de même ; anorexie complète depuis le commencement de la maladie ; pas de météorisme ni de sensibilité anormale de l'abdomen. La nuit dernière il y a eu beaucoup d'agitation, des rêvasseries, du délire même ; pouls d'une force moyenne, régulier, à 108 p. — Le diagnostic est si facile que des personnes étrangères à la médecine avaient dit le nom de la maladie avant que M. Audiat l'eut prononcé. — Infusion pectorale gommée, potion émétisée à 0,15, dont on prendra une cuillerée à soupe de deux en deux heures.

3 juillet. — La potion est finie. Vomissements réitérés, 5 selles. Pas d'amélioration. — Même traitement.

4. — La deuxième potion a été prise, les vomissements ont continué ; pas d'évacuations alvines. Agitation plutôt croissante, rêvasseries, délire passager, hallucinations qu'on dissipe facilement, réponses justes, ouïe dure. Expectoration abondante de crachats nummulaires mêlés de stries d'un sang noir. Bruit respiratoire, obscur et craquement sec sous la clavicule gauche, quelques grosses bulles humides au sommet du poumon droit, 112 p. — Pronostic extrêmement fâcheux.

Je renonce à la potion stibiée, à cause de l'apparition du sang dans les crachats et parce que la tolérance ne s'est point établie. — Infusion pectorale, potion avec 4 grammes d'extrait de quinquina.

5. — Nuit un peu moins agitée ; expectoration de même nature, un peu moins abondante ; 108 puls. — Deuxième potion à 4 grammes d'extr. de kina.

6. — On n'a pris qu'une cuillerée de la potion. Agitation décroissante, quelques instants d'un sommeil calme ; rêvasseries et délire plus rares. Peu d'expectoration, peu de sang ; 108 puls. — Continuer la tisane et la potion, bouillon de poleut.

7. — On a pris la moitié de la potion et quelques cuillerées de bouillon, nuit bonne, sommeil prolongé jusque dans le jour. Point de délire, dureté de l'ouïe accrue. Crachats rares, mêlés d'un seul petit caillot de sang noir. Langue saburrale, lèvres encroûtées d'un enduit noir et sec. Rien du côté du ventre, sinon quatre ou cinq papules miliaires disséminées à peine visibles. 104 puls. — Fin'r la potion ; bouillon de poulet et potage avec ce bouillon.

8. — État à peu près stationnaire ; même régime, potion avec 1 gramme seulement d'extrait de kina, à prendre en 2 jours.

10. — Amélioration lente ; 96 puls. — Mêmes boissons, même régime

12. — La langue et les lèvres sont nettoyées. Surdité plus grande d'un côté seulement. Toux sèche et fréquente ; con-

stipation. — Tisane des quatre fruits, potion gommeuse, huile de ricin 15 grammes.

14. — L'huile a été vomie et n'a procuré aucune évacuation. La toux et l'expectoration ont augmenté; le sang a reparu dans les crachats. — Eau de goudron gommée et édulcorée, potion gommeuse à 0,05 de tartre stibié et 15 gr. de sirop diacode.

16. — L'eau de goudron n'a pas été supportée; la potion, au contraire, a été bien tolérée et entièrement bue. Sommeil bon; toux notablement diminuée, pas de sang dans les crachats; peau fraîche, intelligence parfaite; 92 puls.

Tisane émolliente, deuxième potion à 0,05 émétique et à 15 gr. sirop diacode, lavement, lait, bouillon, potages.

18. — Diminution croissante de la toux et de l'expectoration, le sang n'a pas reparu dans les crachats. La dureté d'oreille diminue, 92 puls.

Mêmes boissons, même régime.

20. — La malade s'est levée un peu hier. Elle ne tousse et n'expectore presque plus. Elle a mangé un peu de poulet avec plaisir.

29. — Convalescence confirmée.

A la fin de septembre, c'est-à-dire trois mois après, j'ai revu cette jeune personne. Elle avait perdu tous ses cheveux, qui commençaient à repousser. Elle avait eu trois épistaxis, une chaque mois; ne toussait pas; avait bonne mine; mais les règles n'avaient pas encore paru.

Trois choses me paraissent dignes de remarque dans cette observation; 1° l'hémoptysie, qui avait rendu mon pronostic si défavorable, n'a pas beaucoup entravé la marche de la maladie. 2° L'extrait de quinquina, donné après la potion stibiée, a déterminé promptement l'amendement des symptômes typhoïques. 3° Enfin, le tartre stibié, qui n'avait pas été toléré dès le début, à la dose de 15 centigr. en 24 heures, a été parfaitement supporté, vers la fin, à la dose de 5 cent. en 2 jours; et il a puissamment contribué à la résolution de la bronchite terminale.

Aux observations qui précèdent, j'en pourrais ajouter trois autres, dans lesquelles la potion stibiée a fait seule en quelque sorte tous les frais de la guérison. Mais je m'en abstiens pour ne pas allonger ce mémoire outre mesure et parcequ'elles n'offrent aucune circonstance particulièrement remarquable. Du reste, les sujets n'ayant été visités que par moi seul, je ne compterai pas ces trois cas dans ma statistique.

CONCLUSION.

En joignant ces dix nouveaux cas, aux trente-sept qui font la base des deux mémoires précédents, nous avons un total de 47 individus atteints de fièvre typhoïde à des degrés divers, et traités par la médication stibiée; parmi lesquels deux seulement ont succombé.

C'est là un beau résultat; tout le monde en conviendra sans peine. En conclurons-nous que la médication qui l'a fourni est désormais jugée; qu'elle doit, sans autre épreuve, être classée parmi celles qui ont reçu la consécration de l'expérience et du temps?—Je ne le pense pas: J'ai assez étudié l'histoire de notre art pour n'avoir pas besoin qu'on me rappelle, comme on l'a fait charitablement, le célèbre aphorisme; *experientia fallax*. Je n'ignore pas qu'une foule de médicaments, prônés jadis par des observateurs habiles et sincères, sont tombés en désuétude; et que beaucoup de ceux que l'on vante aujourd'hui, auront le même sort dans un avenir peut-être peu éloigné.

Mais j'ai dit et je répète qu'il faudrait être d'une circonspection excessive ou d'un attachement obstiné à l'aveugle routine, pour se priver d'une ressource déjà si autorisée; dans des circonstances malheureusement trop fréquentes où toutes les autres médications tentées jusqu'ici échouent communément.

Imprimerie de Moquet, rue de la Harpe, 92.

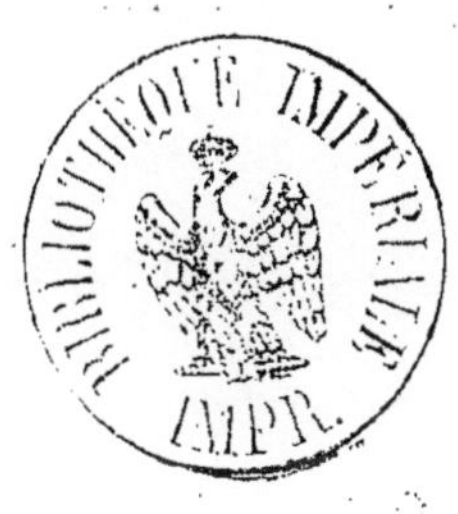

www.ingramcontent.com/pod-product-compliance
Ingram Content Group UK Ltd.
Pitfield, Milton Keynes, MK11 3LW, UK
UKHW021639130726
13696UKWH00005B/2287